AF363659

ÉTUDE

SUR

LA FIÈVRE TYPHOÏDE

DU CHEVAL

PAR

A. LÉNIEZ

MÉDECIN-VÉTÉRINAIRE

Professeur à l'École pratique d'Agriculture de la Seine-Inférieure,
Officier d'Académie,
Lauréat du Ministère de l'Agriculture, de la Société Nationale d'Agriculture de France,
du Département de la Seine-Inférieure et de l'École Vétérinaire d'Alfort.
Membre correspondant de la Société médicale d'Amiens
et de la Société Linnéenne du Nord de la France.
Membre de la Société Vétérinaire de la Seine-Inférieure et de l'Eure.

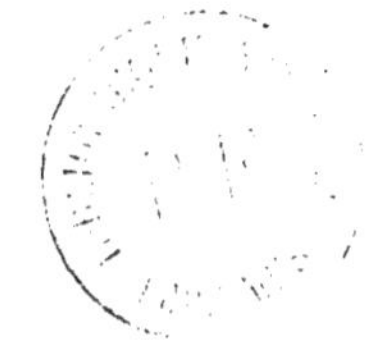

AMIENS

TYPOGRAPHIE ET LITHOGRAPHIE T. JEUNET

45 — RUE DES CAPUCINS — 45

1891

ÉTUDE

LA FIÈVRE TYPHOÏDE
DU CHEVAL

Etant chargé du service vétérinaire de l'annexe de remonte d'Eu, j'ai eu à combattre, dans les premiers mois de l'année 1887, la fièvre typhoïde qui sévissait sur les chevaux de cet établissement.

Cette épizootie a été, à cette époque, l'objet d'un rapport à l'autorité militaire ; aussi mon but, dans cette étude, est-il uniquement d'en faire connaître les particularités que je crois instructives et d'une utilité réelle pour la police sanitaire.

La fièvre typhoïde du cheval doit être pour nous un éternel sujet d'études, car elle sévit sur les animaux avec la même gravité et les mêmes conséquences que sur l'espèce humaine. Il est de connaissance certaine que la santé des jeunes chevaux est plus menacée que celle des adultes par cette contagion. C'est surtout lorsqu'on les transporte en chemin de fer, pendant l'hiver, quelquefois dans des wagons de marchandises mal aménagés, d'une propreté douteuse et par suite incomplètement désinfectés, pour les réunir en plus ou moins grande agglomération, qu'on voit les jeunes sujets être atteints de typhoïde.

Cette maladie les frappe pour des motifs divers : les jeunes chevaux nouvellement achetés par la remonte militaire ou par les marchands, sortent des mains des éleveurs qui n'ont pas manqué de les préparer à la vente en cachant leurs imperfections sous un masque de graisse. Or, l'on sait que dans de telles conditions, la tonicité organique faisant défaut, la gourme ne tarde pas à se manifester. Les chevaux sont donc sous l'influence de cette diathèse catarrhale quand on les fait voyager, et ce voyage suffit pour enrayer le jetage et donner à la gourme une tendance aux localisations pulmonaires, véritables affections de poitrine, d'acclimatement ou d'installation. Celles-ci acquièrent de la gravité par suite de l'âge du sujet, de sa constitution factice — son apparence de santé n'existant pour ainsi dire qu'à la surface —, par suite aussi de la différence du milieu où l'animal est importé, milieu qui peut être froid et humide, ou dans lequel les variations brusques de la constitution atmosphérique sont fréquentes, comme cela se voit à Eu.

Si dans ces conditions maladives, les germes pathogènes de la fièvre typhoïde rencontrent ces organismes si bien préparés à devenir leur proie, ils les ont bientôt envahis, et alors se développe la typhoïde avec tout le cortège de ses symptômes et de ses lésions caractéristiques. C'est la détermination de ces diverses influences sur la genèse du mal qui peut nous éclairer sur les moyens à mettre en œuvre contre les épizooties typhoïdes, et sur les dispositions à prendre pour en éviter le retour.

Je n'hésite pas à admettre que l'adolescence, la préparation à la vente, la transition des saisons, le transport, le changement d'air, de régime, l'acclimatement, l'encombrement, les variations de température, les mauvaises conditions d'hygiène, sont les causes prédisposantes de l'infection typhoïgène du cheval. Je crois à leur influence, mais je conteste qu'elles puissent suffire à la déterminer. Elles préparent seulement un terrain favorable à l'éclosion des germes pathogènes, dont l'apparition domine toute l'étiologie de la fièvre typhoïde. Pour quelques-uns de mes confrères, cet éclectisme étiologique pourra sembler d'une école trop nouvelle; il heurtera de vieilles conceptions doctrinales; mais il n'en est pas moins l'expression rigoureuse de faits irrécusables.

C'est ainsi que la maladie a pris naissance à Eu, étant bien démontré que les chevaux nouvellement importés provenaient de milieux sains, par conséquent indemnes de tout accident de ce genre. Or, je pense avoir la preuve que l'épizootie Eudoise ne peut être attribuée qu'à l'eau de la rivière qui a été certainement ici le véhicule de l'agent typhogène.

La démonstration de la transmission de celui-ci par l'eau est d'ailleurs indéniable depuis les belles recherches faites en Angleterre par Budd et Murchison sur la typhoïde humaine ; depuis aussi, qu'en France, au cours de semblables épidémies, la preuve expérimentale de la souillure de l'eau incriminée a été fournie par les analyses chimiques de M. Ador, et les analyses microbiologiques faites par MM. Foll et Dunant. Enfin, les expériences de MM. Chantemesse, Wolffügel, Riedel et Toinot n'ont-elles pas démontré que le bacille de la fièvre typhoïde pouvait se développer et vivre dans l'eau qui sert à l'alimentation ?

Cette eau contaminée, qui renferme des germes de la fièvre typhoïde, peut donner la fièvre typhoïde, et les médecins admettent qu'elle est le point de départ de beaucoup d'épidémies, comme j'avance que la pollution de l'eau distribuée aux chevaux a été l'origine d'une épizootie.

L'Établissement de la Remonte est bordé par un des bras de la Bresle, petit cours d'eau qui décrit ses capricieux méandres dans un terrain bas et quelque peu marécageux, coupé en tous sens par de nombreux ruisseaux et quelques canaux d'irrigation qui en sont les principaux affluents. L'apparition de la typhoïde a suivi une période de trois mois de sécheresse. A ce moment, les eaux étaient basses, elles étaient sales, charriant de la terre pourrie, des plantes et des animaux en décomposition. Les propriétaires riverains avaient mis à profit l'abaissement extraordinaire des eaux pour curer à fond les canaux, opération toujours dangereuse parce qu'elle remue la vase et répand à la surface du sol les microorganismes qui sont ensuite entraînés à la rivière par les premières pluies. On respirait dans ce milieu l'odeur bien connue de marécage due à la characine, sorte d'huile ou de résine qui forme des pellicules luisantes et irisées sur l'eau, et abonde dans les palmelles, les nostocs et autres végétaux aquatiques inférieurs. Dans la Bresle, s'épanchent en tout temps les résidus de plusieurs usines ; et, contrairement aux règles les plus élémentaires de l'hygiène, elle reçoit sur son parcours les déjections humaines de plusieurs centres assez populeux. Or, l'introduction des matières fécales dans l'eau a, depuis longtemps, été considérée comme des plus pernicieuses pour l'espèce humaine. « De toutes les maladies qu'on peut imputer à la saleté, dit M. Simon, la fièvre typhoïde est bien certainement le type et la quintessence ; se propageant quelquefois par un processus caché, mais le plus souvent de la manière la plus éclatante, elle peut être ramenée invariablement à une source : la saleté. Cette maladie infectieuse poursuit son cours par inoculation d'un être humain à un autre, et les instruments matériels de cette inoculation sont les germes des matières fécales, que la saleté et l'imprévoyance de l'homme laissent mêler avec l'eau qui lui sert de boisson. » Beaucoup de médecins civils et militaires, français et étrangers, ont également prouvé jusqu'à l'évidence, que la typhoïde a eu souvent pour cause l'infection des puits d'alimentation par des infiltrations de matières organiques provenant des latrines, d'urinoirs ou de l'eau de fosses à fumiers.

Dans le cas qui nous occupe, c'est bien là qu'il faut chercher aussi la cause de la maladie. C'est avec l'eau de la rivière qu'étaient alimentées les auges où s'abreuvaient les chevaux. Ayant des doutes sérieux sur les qualités de l'eau employée, la croyant souillée, viciée, infectée, par conséquent insalubre, j'engageai M. le Capitaine commandant la remonte à ne plus l'employer, sans toutefois avoir pu fournir une démonstration scientifique du rôle infectieux de cette eau, par une analyse praticable seulement dans un laboratoire de bactériologie. On fit alors usage d'une eau de source ferrugineuse, presque biologiquement pure, qu'on apportait dans un tonneau et qu'on versait dans les auges où les animaux prennent ensemble leur boisson. Or, dès ce moment, il n'y eut plus de nouvelles entrées à l'infirmerie, et, quarante-huit heures après, le dépôt n'ayant pas reçu d'autres recrues, les conditions climatériques restant les mêmes, on constata une amélioration sensible dans l'état des malades, qui marchèrent dès lors rapidement et sans rechute vers une complète guérison. Ne pouvant songer à avoir recours longtemps au procédé peu pratique d'apporter l'eau par tonneau, on lui a substitué un puits creusé à douze mètres de profondeur, dont on obtient toujours les meilleurs résultats.

En l'absence de preuves plus scientifiques, ces différents faits me semblent de nature à entraîner la conviction, et à permettre d'affirmer que l'eau a bien été le véhicule des germes typhiques.

Ce n'est pas la première fois qu'une accusation aussi grave pèse sur l'eau. De tout temps, les médecins, sans trop savoir pourquoi, jusqu'à ces dernières années, ont attribué aux eaux stagnantes des marécages et aux émanations qu'elles dégagent sans cesse, la triste faculté de produire, suivant la latitude, des fièvres intermittentes ou pernicieuses, la fièvre jaune, la peste, le choléra et la fièvre typhoïde. Je suis persuadé que chez nos animaux, l'élément paludéen, sous toutes ses formes, joue aussi un grand rôle et porte en lui les germes d'un groupe respectable de maladies. C'est ainsi, pour ne citer qu'un exemple, que des observateurs sérieux comme Delafond, Renault et Bouley jeune, ont pu constater de nombreux cas d'affections charbonneuses dans les pays où l'eau saumâtre des marais, des étangs et des mares, est la seule boisson des bestiaux.

L'eau des mares, qui sert généralement à leur alimentation sur les coteaux de la Normandie, est surtout insalubre quand elle est peu abondante, fortement chauffée par le soleil, et qu'elle recouvre imparfaitement la vase du fond. Ne voit-on pas alors dans les mares qui n'ont pas été curées depuis longtemps — et cela est le cas ordinaire dans nos campagnes, — la vase envahir plus de la moitié de la profondeur de ces réservoirs ? A l'examen microscopique, on a trouvé cette vase presque exclusivement composée de cadavres d'infusoires, de navicules, et d'une grande quantité de cryptogames. Une fois entre autres, un savant micrographe, M. Mégnin, a pu retrouver dans l'eau d'une mare le même microbe que celui qui infectait le sang de chevreuils, morts de septicémie après s'y être abreuvés.

Comme toutes les eaux stagnantes, l'eau des cuves placées dans les écuries de la ferme pour abreuver les animaux pendant la mauvaise saison, constitue un des milieux les plus propices à la fermentation, à la multiplication des divers germes de maladies. Leur rôle nocif n'est plus à démontrer. Ces cuves ont le grave inconvénient d'être presque toutes dépourvues de couvercle. L'eau qu'elles contiennent se trouve ainsi être en contact permanent avec l'air plus ou moins impur de l'écurie ; elle se charge de matières animales en putréfaction, de substances organiques végéto-minérales, et les répand ensuite dans les organismes où elle pénètre. Je crois donc que l'eau des cuves, comme celle de quelques rivières, comme celle des marais et de beaucoup de mares, concourt dans une large mesure à propager non-seulement la fièvre typhoïde du cheval, mais encore celle du cochon, la diphtérie des volailles et des grands animaux, la scarlatine de la vache. Il est fort probable que toutes ces affections suivent cette voie en bien des circonstances : c'est là une grave question à approfondir.

Dans la région que j'habite, l'effet pernicieux des mares se fait sentir périodiquement sur les jeunes enfants des campagnes, pendant la période estivo-automnale, alors qu'une série de pluies succède à une sécheresse plus ou moins prolongée. Les premières pluies lavent les fumiers et le sol des cours où se sont accumulés les produits organiques, et les entraînent à la mare dont l'eau boueuse jette le trouble dans le tube digestif des animaux qui l'absorbent : c'est ainsi que se vicie le lait des vaches qui viennent s'y abreuver. Utilisé à l'alimentation presque exclusive des jeunes enfants, il les contamine à leur tour. De là les accidents intestinaux, les diarrhées et les entéro-colites graves qui sont d'une observation courante à cette époque de l'année.

Il se dégage de tous ces faits un enseignement précieux : les municipalités devront surveiller les sources d'eaux potables et les protéger contre toute contamination. Pour supprimer chez l'homme tout danger d'infection, il suffira de faire bouillir une eau potable, puis de l'agiter afin de l'aérer de nouveau lorsqu'elle est refroidie. Ce procédé n'est pas applicable aux animaux, pour lesquels il faudra changer l'eau comme cela a été pratiqué à Eu. Mon appel aux municipalités devrait être entendu, car ainsi que tous mes confrères ruraux, je suis bien placé pour observer et juger les conditions du développement des maladies infectieuses. Je m'efforce chaque jour de faire comprendre aux cultivateurs qu'ils doivent cesser de contrevenir aux règles les plus élémentaires de l'hygiène en pratiquant, comme ils le font, le système de tout à la mare. Qu'ils aient recours dorénavant à des fosses à purin destinées à recueillir les urines des écuries et des étables, et ces liquides employés plus intelligemment leur prépareront de riches cultures au lieu de devenir, comme aujourd'hui, des foyers permanents d'infection. Faut-il ajouter que, dans beaucoup de localités, un préjugé contre lequel on ne saurait trop élever la voix, fait employer l'eau de mare à la confection du cidre, et que cette boisson, si populaire en nos contrées, peut devenir ainsi l'agent de propagation des maladies infectieuses.

Je reviens, après cette courte digression dont on ne saurait méconnaître l'importance, au sujet principal de mon étude. Les chevaux, assez peu nombreux du reste, qui vivaient dans le voisinage du foyer épizootique Eudois, ont été épargnés, et ont continué à boire l'eau de la Bresle sans paraître en être aucunement incommodés. On doit, nous semble-t-il, attribuer leur immunité à plusieurs motifs : l'état adulte et même l'âge avancé de la plupart d'entre eux donnait peu de prise aux germes typhoïdiques ; ensuite, ces animaux, vivant dans un milieu toujours le même depuis longtemps, y étaient bien habitués : toutes conditions de résistance à l'action nocive des contages typhiques. Il est du reste reconnu, qu'une cause infectieuse quelconque a beaucoup plus d'action sur des groupes de jeunes chevaux à prédisposition identique, que sur des sujets isolés. J'ajouterai que les chevaux de la remonte ont été scrupuleusement séquestrés pendant toute la durée de l'épidémie; et que j'attribue surtout à cette sage mesure, la bonne fortune d'avoir évité la propagation du fléau dans l'élément civil de la gent chevaline du pays.

Bien que la nature de la fièvre typhoïde du cheval soit encore, même aujourd'hui, diversement interprétée par les vétérinaires, je n'hésite pas, en présence des faits dont j'ai été a plusieurs fois le témoin, à me déclarer un adversaire convaincu de la genèse spontanée de la fièvre typhoïde. Je crois que, si l'on a longtemps erré au point de vue de l'unicité de la maladie typhoïde du cheval, on doit aujourd'hui se hâter de la faire entrer à son tour dans le mouvement nouveau qui entraîne la médecine des animaux vers les doctrines nouvelles des maladies contagieuses. Je crois donc à la spécificité constante de sa cause, et je vois en elle une maladie spécifique, distincte, nettement cyclique, toujours la même dans son essence, malgré la diversité de ses formes ; maladie non seulement infectieuse et miasmatique, mais encore parasitaire, zymotique et sans nul doute bacillaire. Et s'il en est ainsi, je me demande s'il ne serait pas temps de lui appliquer les lois de police sanitaire reconnues efficaces contre d'autres affections contagieuses ? Ma réponse est affir-mative ; et j'ose espérer que, si le comité des épizooties était saisi de la question, il formulerait son jugement de la même manière, Je ne conteste pas que la typhoïde ne soit très variable dans ses modes de manifestation, très insidieuse dans sa marche ; son début permet difficilement de bien établir le diagnostic, tant les symptômes sont diffus et trompeurs. Mais ces difficultés ne sont pas particulières à la typhoïde et ne sauraient être un empêchement sérieux à cette mesure. Tous les vétérinaires, aux prises journellement avec les diffi-cultés de la pratique, savent combien il est parfois malaisé de se prononcer catégoriquement sur la morve, le farcin, la péripneumonie et la tuberculose, à leur début.

Si je sors de notre art, je vois qu'en médecine humaine, on a pu quelquefois confondre certains cas d'embarras gastrique avec la fièvre typhoïde, sans qu'il vienne cependant à l'idée d'aucun médecin de nier la contagiosité de cette dernière, et de ne pas s'armer contre elle de tout l'arsenal des mesures pré-servatrices sanitaires.

Les données de la clinique seront, du reste, souvent suffi-santes pour asseoir son diagnostic et éviter de confondre la diathèse typhoïde avec un groupe d'affections qui lui ressem-blent, parmi lesquelles je citerai : la gourme, maladie toute de suppuration qui abat le malade sans le stupéfier, — le charbon, dont la marche est foudroyante, — la pneumonie et la pleu-résie aiguës, très brusques dans leur développement, — le ver-tige essentiel et la néphrite ordinaire qui sont assez rares et ne s'attaquent qu'à un seul individu à la fois. Il n'y a pas, dans ces maladies, ni les formes mélangées, ni le même cortège de symptômes, ni cette coloration jaune qu'on observe sur les muqueuses des typhiques. Les nuances sont moins accusées, la distinction devient plus difficile et moins nette quand on est en face d'un état typhoïde caractérisé par une prostration intense et des troubles nerveux ataxo-adynamiques. Cet état est à la fièvre typhoïde, comme le dit avec tant d'autorité M. le docteur Servoles, ce qu'est un symptôme à une entité morbide. Il faut, dans ce cas épineux, observer méticuleusement et même suspendre son jugement, afin d'éviter une méprise fort regrettable.

Le caractère essentiellement restrictif du droit de propriété à l'égard des chevaux qui seraient malades ou suspects de typhoïde, ne rend pas les mesures proposées plus injustifiables, attendu que le propriétaire, en disposant à sa convenance de ses chevaux suspects ou malades, peut répandre leur contagion et devenir nuisible à quelques-uns et à tous. Les entraves et la gène apportées de ce chef aux transactions commerciales, ne sont pas davantage un motif suffisant pour empêcher le législateur d'entrer dans cette voie ; l'intérêt général commande ces mesures, et ma proposition me semble suffisamment justifiée.

Je touche maintenant à la question la plus brûlante de cette étude : celle du parallèle que l'on peut établir entre la fièvre typhoïde du cheval et l'entité morbide du même nom chez les humains. J'admets entre ces affections la plus grande analogie, eu égard surtout à leurs nombreux points de ressemblance aujourd'hui bien établis, et aussi à leur commune apparition.

Il a été démontré, en effet, par un ensemble de nombreuses observations, que, dans l'armée, plusieurs épidémies de fièvre typhoïde chez les cavaliers casernés furent concomitantes d'épizooties de cette maladie chez leurs montures. « On a même remarqué, dit un auteur vétérinaire, la tendance qu'ont les épidémies à atteindre de préférence les hommes logés à proximité des fumiers. » Semblables observations ont été relevées dans l'élément civil humain et animal, où l'on a vu, à différentes époques, la typhoïde sévir simultanément sur les populations et sur les chevaux de plusieurs pays. Les enquêtes faites à ce sujet semblent avoir démontré que généralement ce n'était pas l'espèce chevaline qui avait reçu les premiers coups, et qu'elle n'était affectée qu'après que la fièvre typhoïde de l'homme lui avait servi de précurseur. Or, la dothiénentérie est endémique à Eu, bien qu'on n'ait pas eu à constater depuis longtemps de ces explosions typhoïdes qui ravagent tout un pays, en jetant l'inquiétude et le deuil dans tant de familles !

Du reste, le règne simultané d'une épidémie et d'une épizootie constitue un fait assez commun, qui n'a pas échappé aux poëtes de l'antiquité. C'est cette concomitance qui a été aussi pour les observateurs le premier jalon de la voie parcourue depuis avec tant de talent par quelques éminents cliniciens et d'habiles expérimentateurs, qui sont parvenus à démontrer que les animaux sont sujets, comme l'homme, à un certain nombre de maladies spécifiques. Parmi elles, les unes appartiennent exclusivement à une seule espèce. Les autres, au contraire, communes à plusieurs espèces, se transmettent d'autant plus facilement de l'une à l'autre, que les animaux sont plus rapprochés par leur organisation. Dans ce dernier groupe, un certain nombre de maladies sont transmissibles à l'homme : ce sont le charbon, la vaccine, la tuberculose, la diphtérie, la scarlatine, le tétanos, la morve et la rage ; au contraire, le typhus des bêtes bovines, la péripneumonie des ruminants, le rouget des porcs, qui déciment si souvent nos troupeaux, n'attaquent pas, à ma connaissance, l'espèce humaine.

A laquelle de ces deux catégories appartient la fièvre typhoïde du cheval ?

Je trouve dans l'ouvrage de M. le docteur Servoles, une réponse à cette question, qui, sans la résoudre, est déjà une bien précieuse indication. Après avoir poursuivi, avec la plus louable persévérance, le parallélisme des manifestations cliniques et des lésions anatomiques de la fièvre typhoïde chez le cheval et chez l'homme, M Servoles s'exprime ainsi dans ses dernières conclusions : « Aussi, la somme considérable de documents que la pathologie comparée a pu nous fournir, montre, par le rapprochement des causes, des signes et des lésions, que les deux maladies, dans leurs détails cliniques et anatomiques, comme dans leur allure générale, présentent l'analogie la plus grande. Mais la transmission du mal de l'homme au cheval et du cheval à l'homme n'étant pas démontrée, il est impossible de dire que les deux fièvres sont une seule et même maladie. »

Cette démonstration, je ne prétends pas ici la faire ; je vais seulement tenter, mû uniquement par le désir de me rendre utile, d'établir un rapprochement plus direct entre la typhoïde du cheval et sa congénère humaine. Le fait suivant semble m'en fournir le moyen :

Un certain nombre de cavaliers sont attachés au service de l'annexe de la ville d'Eu. Ils sont à chaque instant en contact avec les chevaux de cet établissement ; le jour, ils leur distribuent les denrées alimentaires, leur font les divers pansements que réclament les maladies ou accidents dont les animaux peuvent être atteints ; la nuit, ils les surveillent à tour de rôle et sont pour cela de garde dans les écuries.

Alors que le typhus faisait rage sur les chevaux depuis trois semaines déjà, un des hommes préposés à leurs soins reçut, le 23 janvier, un coup de pied de cheval à la face, accident qui nécessita son entrée à l'hôpital civil de la localité, d'où il sortit guéri le 5 février.

Pendant son court séjour à l'hôpital, le soldat a occupé une salle commune où se trouvaient plusieurs sujets, et parmi eux, un homme en convalescence, depuis quelque temps déjà, de la dothiénentérie.

Rentré à la remonte, le cavalier reprit son service jusqu'au 18 février, jour où il entra à l'infirmerie régimentaire pour une bronchite.

Le 23 février, il fut transporté de nouveau à l'hôpital pour fièvre continue. Il n'y avait cette fois aucun cas de typhoïde. Après y avoir été soigné, il est mort, le 7 mars, en proie à la dothiénentérie la plus accusée. Dans le cours de sa maladie, il a été sous l'influence d'une fièvre très forte, le cerveau surtout était congestionné ; il fallut plusieurs infirmiers pour le tenir, et ils avaient la plus grande peine du monde à s'en rendre maîtres.

Où cet homme a-t-il contracté les germes de la maladie dont il est mort?

On pense que c'est à l'hôpital, et on allègue pour motif le contact signalé plus haut du militaire avec un convalescent de la fièvre typhoïde. Ce dernier, entré à l'hôpital le 10 décembre 1886, était, le 23 janvier 1887 — c'est à dire le jour de l'arrivée de notre soldat — au 45e jour de son affection. Il était à ce moment bien près d'être complètement rétabli, puisqu'il a pu sortir de l'hôpital le 17 février, étant tout à fait guéri. Or, bien que les avis soient assez partagés sur ce point, il me semble qu'à cette extrême période, la typhoïde doit être moins contagieuse. De plus, il est, on en conviendra, assez étonnant que le soldat seul ait été frappé, tandis que les autres pensionnaires de l'Hôtel-Dieu, — plus affaiblis que lui par diverses maladies, — sont restés aussi en contact avec le typhique sans en être infectés. Je ferai également remarquer qu'à l'hôpital, les conditions hygiéniques sont excellentes, il n'y a pas eu de contagion par l'air ambiant, car les lits sont suffisamment espacés, les salles bien aérées et les latrines sont convenablement aménagées — pour l'hôpital et non pour les voisins, — car elles donnent sur la rivière qui va déverser ses eaux dans le canal, après un parcours d'une centaine de mètres au milieu de la ville.

Je présume donc plutôt, en me basant sur ces diverses considérations, que le développement du mal chez ce sujet humain, devrait être rattaché au milieu contaminé dans lequel il a si longtemps vécu parmi de nombreux chevaux typhoïsants. Du reste, si ce n'est pas d'eux qu'il tient la transmission de la maladie, il a pu subir, comme eux et en même temps qu'eux, l'influence toxique de l'eau dont je me suis efforcé de faire ressortir les pernicieux effets.

« Il y a quelques années, écrit un éminent médecin, on a établi sur des preuves cliniques la contagion de la typhoïde équine entre animaux de l'espèce, et tout récemment, on a confirmé cette contagiosité par des preuves expérimentales qui semblent être indiscutables. Mais on n'a pu encore décider si la fièvre typhoïde du cheval et celle de l'homme sont au fond identiques, si elles résultent de l'introduction dans l'économie du même agent infectieux. »

Or, le fait tout nouveau que j'avance tend à corroborer la première proposition. Ce n'est sans doute qu'une probabilité, une hypothèse à laquelle manque la consécration des inoculations expérimentales ; ce n'en est pas moins un élément d'information qui réclame, de la part des médecins et des vétérinaires, une attention toute spéciale, car les inductions que l'on peut en tirer touchent aux plus graves problèmes de la médecine et de l'hygiène.

A. LÉNIEZ.

Eu, le 1ᵉʳ juillet 1889.

7738. — AMIENS. — IMP. T. JEUNET.